Glutenfrei und Schlank

In 7 Tagen abnehmen

Carinia Webb

Inhaltsverzeichnis

Einleitung

Glutenfreie Ernährung wird in der Literatur sehr widersprüchlich bewertet.

Gluten ist eigentlich ein Sammelbegriff für Prolamine. Diese findet man in verschiedenen Lebensmitteln. So enthält Roggen Secalin, Reis Oryzin, Hafer Avenin und Gerste Hordein.

Gluten ist ein Stoff, der von keinem Menschen vollständig verdaut werden kann. Daher habe ich mir das Ziel gesetzt, eine Diät zu entwickeln, die schonend zur Gewichtsreduzierung beiträgt und völlig glutenfrei ist. Ich habe in dieser Diät weitgehend auch auf Verdickungsmittel verzichtet, was allerdings bei Brot nur schwer machbar ist.

Die 7 Tage Diät kombiniert schmackhafte glutenfreie Gerichte mit einem reduzierten Anteil an Kohlenhydraten. Sie kann bei Bedarf wiederholt und verlängert werden. Unberücksichtigt bleiben Allergien, Lebensmittelunverträglichkeiten sowie vorhandene Erkrankungen.

Im Buch stelle ich für jeden Tag 5 Gerichte zur Auswahl. Es ist daher völlig egal, an welchem Tag mit der Diät begonnen wird. Zur Vereinfachung starte ich aber mit Montag.

Ein Frühstück wird täglich ergänzt mit 2 Gerichten zum Mittagstisch und 2 Abendgerichten. Die Getränkevorschläge können täglich variiert und gewechselt werden.

Alle Lebensmittel erhält man im deutschen Handel. Jeder kann selbst entscheiden, ob er die Waren im Supermarkt kauft oder lieber den Biomarkt, Fleischer oder Obst- und Gemüsehändler seines Vertrauens wählt oder direkt zum Erzeuger geht

Entscheiden Sie selbst, ob Sie die Grundvariante wählen oder den Speisen eine besondere Note geben wollen. Dazu finden Sie zu jedem Gericht meinen **WebbTipp**. Die Gerichte sind so konzipiert, dass sie recht einfach zuzubereiten sind.

Um einen merkbaren Erfolg zu haben sollten Sie täglich mindestens 1,5 Liter Wasser trinken. Die unterschiedlichen Möglichkeiten finden Sie in den täglichen Vorschlägen nach dem Frühstücksrezept

Bei Einhaltung dieser Vorschläge, normalem Stoffwechsel und gesundem körperlichen Zustand sollte pro Woche eine Gewichtsreduzierung von mindestens 2 kg möglich sein.

Die 7 Tage Diät

Planen Sie Ihre Rezepte für die Woche durch. Erstellen Sie dann Ihre Einkaufsliste und besorgen Sie sich die nötigen Lebensmittel und Getränke. Planen Sie Zeit für die Zubereitung ein und entscheiden Sie, welche Gerichte Sie vorbereiten können und müssen, um sie beispielweise auf der Arbeit verspeisen zu können. Am Ende finden Sie eine Checkliste aller hier benutzen Lebensmittel. Nutzen Sie diese ganz bequem als Einkaufsliste. Die Mengenangaben beziehen sich auf Gerichte für 1-2 Personen.

Pro Tag empfehle ich ein Wasser mit speziellen Zutaten. Das Wasser sollte immer am Tag vorher angesetzt werden und im Kühlschrank mindestens 12 Stunden ziehen können. Danach kann es in Flaschen abgefüllt werden.

Montag

Frühstück

Müsli

<u>Zutaten:</u>

50gr. Hirseflocken

50gr. Amaranth

50gr. Sonnenblumenkerne

50gr. Buchweizen

1 Apfel

Milch

Je nach Hunger kann das Müsli erweitert werden mit

Sesamkörner, Flohsamen, Chiasamen, Kürbiskernen

Zubereitung:

Alle Zutaten vermischen. Den Apfel entkernen, abschälen und klein scheiden. Alles mit kalter oder warmer Milch vermischen, kurz quellen lassen. Einen guten Kaffee dazu, fertig.

WebbTipp

Verfeinern Sie das Müsli mit Blütenpollen vom Imker und frischer Rohmilch vom Bauern.

Tagesgetränk:

Wasser mit Mango

1 mittelgroße Mango schälen und in kleine Stücke schneiden. Die Stücke in eine Karaffe geben und mit 1-1,5 Liter Wasser auffüllen. 12 Stunden im Kühlschrank lagern.

Mittagsgerichte

Chili-Zitronen-Pasta asiatisch

Zutaten:

1 Packung Noddle aus der Konjakwurzel

100gr. Sesamkörner

Olivenöl

Salz, Pfeffer

1 Zwiebel

2 kleine Chilischoten

1 Zitrone

1 halbe Paprika

300gr. Bohnen

400 gr. Schweinefilet

Butter

2 kleine Tomaten

<u>Zubereitung:</u>

Konjaknudeln aus der Verpackung nehmen und im Sieb unter fließendem Wasser so lange abspülen, bis der leicht fischige Geruch verflogen ist. Nudeln abtropfen lassen und bei _Seite stellen.

Zwiebel, Chilischoten, Paprika, Tomaten waschen und in kleine Würfel schneiden. Bohnen aus dem Glas sind am einfachsten. Alternativ frische Bohnen mit etwas Salz kochen. Wenn Sie fertig sind erst weiter arbeiten. Die Bohnen sollten nicht länger als 3cm lang sein.

Fleisch in dünne Streifen schneiden und mit Salz und Pfeffer würzen.

Die Zitrone auspressen, die Schale aufheben.

Wenn alle Vorbereitungen abgeschlossen sind die Sesamkörner in einer beschichteten Pfanne ohne Öl goldgelb anbraten, danach in einem extra Gefäß aufbewahren.

Das Gemüse mit den fertigen Bohnen in einer Pfanne mit etwas Olivenöl anbraten. Die Zitronenschale darüber reiben. Das angebratene Gemüse warm stellen.

Das Fleisch in Olivenöl anbraten bis es auf allen Seiten braun ist. Jetzt das Gemüse dazu geben und kurz weiter braten. Nun die Sesamkörner mit etwas Butter dazu geben und unterrühren.

Die abgetropften Konjaknudeln dazu geben und fertig erhitzen.

Zum Schluss den Zitronensaft darüber träufeln und sofort servieren.

WebbTipp

Zur Garnierung Frühlingszwiebeln in Ringe schneiden und darüber verstreuen.

Möhreneintopf

<u>Zutaten:</u>

2 Markknochen

500ml Wasser

4 große Möhren

4kl. Kartoffeln

100gr. Suppengrün

Salz

<u>Zubereitung:</u>

Knochen in gesalzenem Wasser mit Suppengrün 2 Stunden kochen. Dann Knochen entfernen, Knochenmark lösen und das Fleisch und Mark in die Brühe geben. Kartoffeln und Möhren in Streifen reiben und dazu geben. Weitere 15 Minuten köcheln lassen. Fertig.

WebbTipp

Frische Petersilie hacken und über dem Teller verstreuen.

Tomaten mit Schinken

Zutaten:

4 Tomaten Sorte Ochsenherz

1 kleine Zwiebel

16 kl. Scheiben Serrano Schinken

Olivenöl

Roter Pfeffer

Basilikumblätter

Zubereitung:

8 Scheiben Schinken wie eine Blume je Teller verteilen. Die Tomaten in je 4 Scheiben schneiden, säubern und auf dem Schinken verteilen. Die Zwiebel häuten, in dünne Ringe schneiden und auf den Tomaten verteilen. Die Basilikumblätter darüber streuen. Mit rotem Pfeffer würzen. Olivenöl sparsam über die Tomaten träufeln. Dazu schmeckt Tee, der nicht aromatisiert oder vitaminisiert ist.

WebbTipp

Anstelle des Olivenöls schmeckt Trüffelöl hervorragend. Verfeinert kann der Teller noch mit einer kleinen Schneedecke aus geriebenem Ziegenkäse werden.

Pilzpfanne

<u>Zutaten:</u>

500gr. Champignons

1 gr. Zwiebel

1 grüne Paprika

1 große Tomate

1 kl. Landgurke

Salatherzen

Butter

Salz, Pfeffer

Zubereitung:

Pilze häuten und säubern. Zwiebel schälen, Paprika entkernen und Tomate vom Stief befreien und Landgurke waschen. Wenig Butter in einer Pfanne erhitzen.

 Zwiebel, Paprika, Tomate und Gurke in kleine Stücke schneiden und in die Pfanne geben. Kurz anbraten lassen. Die Pilze vierteln und dazu geben. Pilze gut durchbraten. Gegebenenfalls etwas Wasser hinzugeben, damit es nicht anbrennt. Mit Salz und Pfeffer würzen.

Die Pilzpfanne mit Salatherzen garniert servieren.

WebbTipp

Die Pilzpfanne erhält eine eigene Note, wenn Sie zusätzlich mit Majoran gewürzt wird.

Dienstag

Frühstück

Rührei

Zutaten:

4 Eier

2 Frühlingszwiebeln

150gr. Kochschinken

Salz, weißer Pfeffer, Paprika

Zubereitung:

Die Frühlingszwiebeln säubern und in Ringe schneiden. Den Kochschinken in kleine Quadrate schneiden. Die Eier aufschlagen und in einem Gefäß auffangen.

Eine beschichtet Pfanne verwenden und dort die Eier hineingießen. Sofort mit Salz, Pfeffer und Paprika würzen. Regelmäßig umrühren. Kurz vor dem Schluss den Kochschinken und die Frühlingszwiebeln hinzugeben und servieren. Auch dazu passt ein heißer Kaffee.

WebbTipp

Das Rührei mit aufgeschnittenen und klein zerteilten Stücken Tomate verfeinern.

<u>Tagesgetränk:</u>

Wasser mit Apfel

1 reifen Apfel schälen und in kleine Stücke schneiden. Die Stücke in eine Karaffe geben und mit 1-1,5 Liter Wasser auffüllen. 12 Stunden im Kühlschrank lagern.

Mittagsgerichte

Lachs mit Fenchel

<u>Zutaten:</u>

2 Stück Lachs

1-2 Fenchelknollen je nach Größe

1 Jalapenjo

Butter

Salz, Pfeffer

1 Zitrone

<u>Zubereitung:</u>

Den Fenchel säubern, vom Stiel entfernen und in Ringe und Stücke schneiden. In Salzwasser kochen bis er weich ist. Dann abgießen und in wenig Butter kurz anbraten.

Die Jalapeno halbieren. Den Lachs mit der Jalapeno in Butter braten. Ab und an einen Spritzer Zitrone zufügen.

Den Fenchel auf dem Teller anrichten und den Lachs darauf schichten. Mit Zitrone beträufeln.

WebbTipp

Frischen Dill über dem Lachs verteilen.

Wildschweinsteak mit Süßkartoffel

Zutaten:

300gr. Wildschweinsteak

Wallnussöl

Salz, Pfeffer

1 mittelgroße Süßkartoffel

300gr. Brokkoli

<u>Zubereitung:</u>

Die Süßkartoffel schälen und wie Pommes Frites schneiden. In den vorgeheizten Herd bei 200 Grad (Umluft) auf Backpapier in der mittleren Schiene ca. 20 Minuten garen. Zwischendurch prüfen, welcher Verzehrpunkt für jeden am perfektesten ist.

Den Brokkoli waschen, vom Stiel befreien und in heißem Salzwasser ca. 5-8 Minuten kochen.

Die Steaks in heißem Öl von beiden Seiten kurz braten. Anschließend mit Salz und Pfeffer würzen. Dann das Fleisch in den vorgeheizten Ofen bei 160 Grad fertig garen.

Steak und Brokkoli mit den Süßkartoffelsticks servieren.

WebbTipp

Über den Brokkoli 2 Haselnüsse reiben.

Abendgerichte

Paprika-Hackfleisch-Topf

<u>Zutaten:</u>

350-400gr. Schabefleisch

2 rote Paprika

2 Zwiebeln

150ml. Brühe

Salz, Pfeffer

Öl

<u>Zubereitung:</u>

Zwiebeln schälen, klein würfeln und anbraten.

Schabefleisch dazugeben und braten. Immer wieder umrühren, so dass das Fleisch braun wird.

Paprika waschen, Kerne entfernen und in Streifen schneiden. Dann zum Fleisch hinzugeben und weiter anbraten. Mit der Brühe auffüllen und 30 Minuten köcheln lassen. Mit Salz und Pfeffer abschmecken.

WebbTipp

Mit Pfifferlingen verfeinert kommt noch ein zusätzlicher Geschmack dazu.

Salat mit Putenstreifen

<u>Zutaten:</u>

Salatherzen

2 Tomaten

1 kleine grüne Gurke

6 Radieschen

2 Gewürzgurken

300gr. Putenbrust

4 Wallnüsse

Olivenöl

Salz, Pfeffer

<u>Zubereitung:</u>

Salat waschen und die Blätter auf dem Teller fächerförmig verteilen.

Tomaten und grüne Gurke in kleine Stücke schneiden und darüber verteilen. Radieschen vierteln, Gewürzgurken in Streifen schneiden und am Rand dekorieren.

Die Putenbrust in Streifen schneiden und in etwas Öl braun braten. Sofort über den Salat verteilen. Die Wallnüsse darüber geben und nach Geschmack würzen. Mit Olivenöl beträufeln.

Dazu schmeckt eine Tasse Tee vorzüglich.

WebbTipp

Salz und Pfeffer mit frischen Kräutern oder Kräutern aus der Kräutermühle ersetzen. Zitronenöl bringt eine besondere Frische in den Salat

Mittwoch

Frühstück

Papaya

Zutaten:

2 kleine Papaya, essreif oder 1 Riesenpapaya

1 kleine Zitrone

Zubereitung:

Die Papaya halbieren und die Kerne vollständig entfernen.

Die Zitrone halbieren und über die Papaya zerdrücken.

Dazu passt Kaffee oder Tee.

Tagesgetränk:

Wasser mit Pfefferminze

Minzblätter waschen und in die Karaffe gebe, 1-1,5 Liter Wasser hinzufügen und über Nacht stehen lassen. Dann die Blätter entfernen.

Mittagsgerichte

Spaghetti Bolognese aus der Konjakwurzel

Zutaten:

200gr. Spaghetti aus der Konjakwurzel

500gr. Rinderhackfleisch

Tomatenmark

Basilikum

300gr. Emmentaler

Öl

Salz, Pfeffer

1 Chilischote

Zubereitung:

Konjaknudeln aus der Verpackung nehmen und im Sieb unter fließendem Wasser so lange abspülen, bis der leicht fischige Geruch verflogen ist. Nudeln abtropfen lassen und bei Seite stellen.

Emmentaler reiben und als Streukäse bei Seite stellen.

Öl in eine Pfanne geben und darin das Hackfleisch braun anbraten. Immer wieder umrühren, so das keine Klumpen entstehen. Die Chilischote klein schneiden und dazugeben. Tomatenmark hinzugeben bis eine dunkelrote Masse entsteht. Mit heißem Wasser auffüllen und ca. 5 Minuten köcheln lassen. Basilikumblätter rupfen und dazu geben.

Die Konjaknudeln in einer Pfanne erhitzen, nicht braten. Alles gleichzeitig heiß servieren.

WebbTipp

Die Konjaknudeln mit Petersilie verfeinern. Die Bolognese erhält mit frischen Frühlingszwiebeln einen pikanten Drive.

Hähnchenpfanne

Zutaten:

2 Hähnchenschenkel

50gr. Möhren

50gr. Blumenkohl

50gr. Sellerie

50gr. Brokkoli

4 kleine Kartoffeln

1 Tomate

1 Zwiebel

Tomatenmark

Salz, Pfeffer, scharfer Paprika

Zubereitung:

Das Gemüse in kleine Stücke schneiden oder brechen. Alles in eine feuerfeste Glasform geben und mit Wasser bedecken. 100gr. Tomatenmark dazugeben und verrühren.

Die Hähnchenschenkel darüber legen und mit wenig Salz und Pfeffer würzen. Reichlich Paprikagewürz darüber streuen und im Ofen bei 200 Grad (Umluft) 30 Minuten garen. Dann auf 150 Grad reduzieren und noch 20 Minuten weiter garen. Wenn die Schenkel goldbraun sind servieren.

WebbTipp

Eine besondere Note entsteht, wenn man ungesüßte
Marmelade zu dem Tomatenmark hinzugibt. Eine pikante
Schärfe bekommt man durch die Hinzunahme von Chilipulver
oder einer frischen Chili.

Abendgerichte

Sprossen-Krabben-Salat

Zutaten:

250gr. Sprossen

250gr. Nordseekrabben

1 kleiner Salatkopf

1 Zitrone

Salz, weißer Pfeffer

Zubereitung:

Den Salat säubern und die frischen Blätter in einer kleinen
Schüssel auslegen. Die gewaschenen Sprossen darin verteilen
und die Krabben darüber tun. Mit Zitrone beträufeln und nach
Geschmack würzen.

WebbTipp

Wallnüsse oder Haselnüsse darüber reiben und mit Olivenöl
verfeinern.

Gemüse-Tapas mit Lachs

Zutaten:

1 Fleischtomate

1 Landgurke

Radieschen

Spitzpaprika

1 Möhre

250gr. Spargel

300gr. Geräucherter Lachs

Zubereitung:

Die Tomate in 6 Stücke, die Gurke und Möhre in Sticks und die Paprika in Schiffchen schneiden, die Radieschen vierteln und alles dekorativ anrichten.

Den Spargel in Salzwasser kochen bis er zart ist, abgießen und anrichten. Dazu den in Scheiben geschnittenen Lachs servieren.

WebbTipp

Zum Spargel ein wenig geriebene Muskatnuss geben und vor dem servieren kurz in Butter anschwitzen. Mit Petersilie bestreuen und den Lachs dann darüber legen.

Donnerstag

Frühstück

Knäckebrot mit frischem Schnittlauch

<u>Zutaten:</u>

2 Scheiben glutenfreies Knäckebrot

Butter

Frischer Schnittlauch

<u>Zubereitung:</u>

Das Knäckebrot mit Butter bestreichen. Den Schnittlauch waschen, in 1 cm lange Streifen schneiden und auf dem Knäckebrot verteilen. Dazu passt Kaffee oder Tee.

WebbTipp

Anstelle des Schnittlauches kann auch frische Kresse genommen werden.

<u>Tagesgetränk:</u>

Wasser mit Melone

Eine Wassermelone von der Schale und den Kernen befreien und in kleine Stücke schneiden. Diese in eine Karaffe geben und mit 1-1,5 Liter Wasser auffüllen und 12 Stunden stehen lassen. Danach die Melone entfernen.

Mittagsgerichte

Schollenfilet auf Gemüse

<u>Zutaten:</u>

2-4 Schollenfilet (je nach Größe)

1 Tomate

1 kleine Gurke

250 gr. Brokkoliröschen

1 kl. Zucchini

1 gelbe Paprika

1 rote Paprika

Salz, Pfeffer

1 Peperoni

Kokosöl

Zitrone

<u>Zubereitung:</u>

Das Gemüse säubern und in 3 cm lange Streifen schneiden. Die Brokkoliröschen 5 Minuten in leicht gesalzenem Wasser kochen. Dann das komplette Gemüse in Kokosöl kurz schmoren.

Die Schollenfilets mit Salz und Pfeffer würzen, dann in einer beschichteten Pfanne von beiden Seiten braten. Die Scholle auf dem Gemüse anrichten. Mit Zitrone beträufeln.

WebbTipp

Etwas Curry über dem Fisch verteilen und damit verfeinern.

Kalbsschnitzel mit Spargel

Zutaten:

2 dünne Kalbsschnitzel

Sesamkörner

2 Eier

500gr. Spargel

Petersilie

Butter

Öl

Salz, Pfeffer

Muscat

Zubereitung:

Den Spargel putzen und ca. 15 Minuten in kochendem Salzwasser zart kochen. Eine Prise Muscatpulver hinzugeben. Parallel dazu eine Pfanne mit Butter erwärmen und bei Seite stellen.

Die Kalbsschnitzel dünn walzen. 2 Eier auf einem Teller aufschlagen und die Schnitzel darin wälzen.

Die Schnitzel dann in die Sesamkörner legen so dass sich eine Panade bildet. Schnitzel mit Salz und Pfeffer würzen. Pfanne mit Öl vorbereiten und kurz bevor der Spargel gut ist erhitzen.

Wenn der Spargel fertig gekocht ist diesen in die Pfanne mit der Butter legen und darin schwenken.

Parallel dazu die Schnitzel kurz in cem heißen Öl braten. Das restliche Ei kann nach dem Wenden gern dazugegeben werden.

Schnitzel sofort auf den Teller bringen, den Spargel dazu legen und mit frischer Petersilie bestreuen.

WebbTipp

Als Panade zaubern geriebene Haselnüsse anstelle der Sesamkörner einen eigenen Geschmack hervor. Gibt man den Schnitzeln einen Rosmarinzweig dazu entsteht ein neues Gaumengefühl.

Abendgerichte

Omelett mit Pfifferlingen

<u>Zutaten:</u>

4-6 Eier

50ml Milch

Olivenöl

500gr. Pfifferlinge

Petersilie

Salz, weißer Pfeffer, Rosenpaprika

Butter

<u>Zubereitung:</u>

Die Pfifferlinge putzen und in wenig Butter anbraten. Die Pilze nicht braun werden lassen. Dann warm stellen.

Die Eier aufschlagen und in einem Gefäß mit der Milch quirlen. Mit Salz und Pfeffer würzen und dann alles in eine beschichtete leicht gefettete Pfanne geben. Auf mittlerer Hitze braten. Die Pfanne immer wieder einmal schwenken so dass die Eier nicht anbrennen. Kurz bevor das Omelett die richtige Konsistenz hat die Pfifferling in der Mitte verteilen und fertig braten.

Zum servieren nehmen Sie einen Teller, der größer als die Pfanne ist. Legen Sie diesen auf die Pfanne und drehen alles um. Das fertige Omelett sollte nun wie ein Kuchen aussehen. Mit Rosenpaprika nachwürzen und mit Petersilie betsreuen.

WebbTipp

Einen eigenen Geschmack erhält das Omelett bei Benutzung von Kokosöl.

Gemischter Salat

<u>Zutaten:</u>

250gr. Rucola

2-4 Tomaten

1 grüne

. Gurke

2 Gewürzgurken

8 Radieschen

2 hart gekochte Eier

Salz

Roter Pfeffer

Omega 3 Öl

<u>Zubereitung:</u>

Rucola waschen und auf dem Teller verteilen. Tomaten, Gurke und Radieschen vierteln und darüber legen. Die Gewürzguren in Scheiben schneiden und verteilen. Die Eier in 6 Stücke schneiden und darüber legen. Mit Salz und Pfeffer abschmecken und dem Öl verfeinern.

WebTipp

Der Salat kann mit Karotten und Paprikaschoten aufgewertet werden.

Freitag

Frühstück

Joghurt mit Beeren

Zutaten:

250gr. Griechischer Joghurt

Beerenmischung aus Himbeeren, Brombeeren, Heidelbeeren, Johannisbeeren

Zubereitung:

Die gesäuberten Beeren über den Joghurt geben, fertig.

Tagesgetränk:

Wasser mit Zitronen/Limetten ja nach Geschmack

1 Zitrone oder 2 Limetten in Stücke schneiden, leicht ausdrücken. Die Stücke in eine Karaffe geben und mit 1-1,5 Liter Wasser auffüllen und 12 Stunden stehen lassen.

WebbTipp

Lassen Sie einmal das Frühstück komplett weg.

Mittagsgerichte

Hühnchen-Curry-Reis

<u>Zutaten:</u>

200gr Reis aus der Konjakwurzel

250 gr. Hühnerbrust

2cm Ingwer

1 Stängel Zitronengras

1 rote Chilischote

50gr. Erbsen

1 Limette

3 Frühlingszwiebeln

Sojasauce

1 EL Öl

Koriander, Salz, Curry

<u>Zubereitung:</u>

Den Reis aus der Verpackung nehmen und im Sieb unter
fließendem Wasser so lange abspülen, bis der leicht fischige
Geruch verflogen ist. Reis abtropfen lassen und bei Seite stellen.

Das ÖL in einer beschichteten Pfanne erhitzen und die in Streifen geschnittene Hühnerbrust unter ständigem Rühren hinein geben und bis das Fleisch eine braune Färbung hat garen.

Den Ingwer schälen und raspeln, das Zitronengras hacken (nur den weißen Teil verwenden) und die Chilischote in feine Scheiben schneiden. Alles zum Fleisch geben und weiter rühren bis es duftet.

Die Erbsen kurz vorkochen und dann dazu geben. Sojasauce und den Saft der Limette hinzufügen und leicht köcheln lassen. Mit etwas Wasser auffüllen.

Zum Schluss den Reis dazugeben und heiß werden lassen. Alles gut vermengen und mit den Gewürzen abschmecken.

Die Frühlingszwiebeln in Scheiben schneiden und darüber verteilen.

WebbTipp

Mit Thai-Basilikum verfeinert erhält man noch mehr asiatisches Flair in das Gericht.

Blumenkohl mit Ei

<u>Zutaten:</u>

1 mittlerer Blumenkohl

4 Eier

50gr. Butter

Salz, roter Pfeffer

Zubereitung:

Den Blumenkohl säubern, waschen und ca. 20 Minuten in Salzwasser einlegen. Den Blumenkohl herausnehmen und dann ganz in einem Topf mit Salzwasser ca. 15 Minuten kochen.

Butter in einer Pfanne erwärmen. Die Eier als Spiegelei braten kurz bevor der Blumenkohl fertig ist.

Den Blumenkohl abgießen und halbiert auf dem Teller anrichten. Mit rotem Pfeffer nachwürzen und dann je 2 Spiegeleier auf dem Blumenkohl platzieren. Das Ei ebenfalls würzen.

WebbTipp

Frischer Schnittlauch belebt das Gericht.

Abendgerichte

Rehmedaillons mit Topinambur

<u>Zutaten:</u>

300gr. Rehmedaillons

500gr. Topinambur

50gr. Magerer Speck

1 Zwiebel

ÖL

Salz, Pfeffer, scharfer Paprika

<u>Zubereitung:</u>

Die Topinambur schälen und in Wasser je nach Größe 10 Minuten kochen lassen. Achtung, die Topinambur sollen essbar, aber nicht butterweich sein. Die Topinambur abgießen und kurz abtupfen.

Die Medaillons säubern und in einer heißen Pfanne von beiden Seiten anbraten. Dann in den vorgeheizten Ofen bei 160 Grad (Umluft) fertig garen.

Den Speck und die Zwiebel in kleine Würfel schneiden. Die Topinambur klein schneiden oder raspeln. Speck und Zwiebel in einer Pfanne dünsten, dann die Topinambur dazu geben und anbraten. Mit Salz, Pfeffer und dem Paprika würzen.

Wenn alles fertig ist auf dem Teller anrichten und sofort verzehren.

WebbTipp

Zum Reh in den Ofen einen frischen Rosmarinzweig legen und diesen mit servieren.

Hier passt auch 1 Glas trockener Rotwein dazu.

Salat mit Meeresfrüchten

<u>Zutaten:</u>

2 Salatherzen

400 gr Meeresfrüchte

1 Avocado

2 Tomaten

2 Frühlingszwiebeln

1 Zitrone

2 Gewürzgurken

6 Radieschen

Bunter Pfeffer

Olivenöl

<u>Zubereitung:</u>

Die Salatherzen waschen und die Blätter auf dem Teller
blütenförmig legen. Die Avocado in der Mitte teilen und mit
einem Teelöffel das Fruchtfleisch herauslösen und auf den
Salatblättern gleichmäßig platzieren.

Tomaten, Gewürzgurken und die Radieschen in kleine Stücke
schneiden und darüber verteilen.

Die Meeresfrüchte darauf schichten und mit in Scheiben
geschnittene Ringe der Frühlingszwíebeln garnieren. Alles nach
Geschmack würzen. Zum Schluss mit dem Saft der Zitrone
beträufeln.

WebbTipp

Cocktailtomaten können halbiert verwendet werden und
schaffen ein attraktiveres Bild.

Samstag

Frühstück

Wassermelone

Zutaten:

1 kleine Wassermelone

Zubereitung:

Die Wassermelone halbieren, in Scheiben schneiden und von der Schale befreien.

Guten Appetit

WebTipp

Etwas aufgepeppt werden kann die Melone mit magerem Schinken.

Tagesgetränk:

Wasser mit Birne

1 reife Birne schälen und in kleine Stücke schneiden. Die Stücke in eine Karaffe geben und mit 1-1,5 Liter Wasser auffüllen. 12 Stunden im Kühlschrank lagern.

Mittagsgerichte

Majoranfleisch mit Pilzen

Zutaten:

500gr. Gulasch

2 Zwiebeln

500gr. Mischpilze

1 grüne Chilischote

Scharfer Paprika

Salz, Pfeffer

50gr. Kokosfett

Getrockneter und geschroteter Majoran

Butter

Zubereitung:

Das Gulasch waschen und mögliches Fett entfernen. Das Fleisch in Majoran wälzen und komplett umschließen.

Die Zwiebel schälen und vierteln.

In einem Bräter das Kokosfett heiß machen und den Gulasch
scharf anbraten. Die grüne Paprikaschote ganz dazu geben und
mit Brühe auffüllen. Das Gulasch schmoren bis es gar ist.

Kurz vor dem Ende mit Salz, Pfeffer und Paprika abschmecken.

Die Pilze putzen und in essbare Größe schneiden. In einer Pfanne
Butter flüssig werden lassen und dann die Pilze kurz anbraten
und mit Salz und Pfeffer würzen. Alles gleichzeitig servieren.

WebbTipp

Die Pilze mit frischer Petersilie garnieren.

Grüne Bohnen mit Ei

<u>Zutaten:</u>

500gr. Grüne Bohnen

Bohnenkraut

100gr. magerer Speck

Walnussöl

4 Eier

Salz, Pfeffer

Frühlingszwiebeln

<u>Zubereitung:</u>

Die Bohnen säubern und in kochendem Salzwasser mit dem Bohnenkraut rund 10 Minuten kochen.

Den Speck in kleine Würfel schneiden und in einer Pfanne mit dem Öl anbraten. Die fertigen Bohnen aus der Flüssigkeit nehmen, abtropfen lassen und dann in die Pfanne geben. Mit Pfeffer nachwürzen.

Die Eier aufschlagen, verrühren und würzen. Dann die Eier über die Bohnen gießen und weiter braten bis das Ei fest ist. Wie Omelett servieren.

WebbTipp

Mit Paprika verfeinern und mit Rucola garnieren.

Abendgerichte

Räucherfisch mit frischem Gemüse

Zutaten:

2 geräucherte Fischstücke

(Es eignet sich im Grunde jeder geräucherte Fisch. Ich empfehle beim Fischer der Gegend nachzufragen, was gerade passt. Ich selber nehme gern Rotbarsch, Lachs, Heilbutt. Leicht zu bekommen ist aber auch Forelle oder Bückling)

Tomaten

Grüne Gurke

Radieschen

Rettich

Paprika

Grüner Salat

Zubereitung:

Das Gemüse waschen und von Stiel, kernen o.ä. befreien. In kleine Stücke schneiden und auf dem Salat anrichten.

Den Fisch im Backofen bei 120 Grad (Umluft) kurz erwärmen. (Nicht richtig heiß werden lassen)

Den Fisch aus dem Ofen nehmen und auf dem Servierteller zum
Salat geben.

WebbTipp

Das Gemüse ungewürzt lassen. Den Fisch mit Limettensaft
benetzen. Dazu passt ein Glas trockener Weißwein.

Honigmelone mit Schinken

Zutaten:

1 Honigmelone

150gr. magerer Schinken

Olivenöl

Zubereitung:

Die Melone halbieren und in Schiffchen schneiden. Die Schale entfernen und kreisförmig auf dem Tellerverteilen.

Die dünnen Scheiben Schinken darauf verteilen und mit Olivenöl beträufeln.

WebbTipp

Mit Gewürzen aus der Gewürzmühle verfeinern.

Sonntag

Frühstück

Brot mit Rinderbraten

Zutaten:

2 Scheiben glutenfreies Brot

4 dünne Scheiben Rinderbraten

2 Eier

Kresse

Butter

Zubereitung:

Das klassische Frühstück mit Butterbrot, gekochtes Ei und der magere Rinderbraten als Belag. Mit der Kresse auf der Butter kommt besondere Frische dazu. Kaffee oder Tee passt hervorragend dazu.

WebbTipp

Brot selber backen. Rezeptvorschlag im Teil „ 7 weitere Rezepte gratis".

<u>Tagesgetränk:</u>

Wasser mit Erdbeeren

10 Erdbeeren waschen, säubern und halbieren. Die Erdbeeren in eine Karaffe geben und mit 1-1,5 Liter Wasser auffüllen und 12 Stunden stehen lassen. Danach die Erdbeeren entfernen.

<u>**Mittagsgerichte:**</u>

Fasan mit Möhrchen

<u>Zutaten:</u>

1 Fasan (800 – 900 gr.)

2 Scheiben Speck

100 gr. Suppengemüse

300gr. kleine Möhren

15 Minikartoffeln

Öl

Salz, Pfeffer

Thymian

Butter

<u>Zubereitung:</u>

Fasan waschen. Von innen und außen mit etwas Salz einreiben und leicht pfeffern.

In einen Bräter etwas Öl geben. Mit dem Suppengemüse den Boden bedecken und etwas Wasser dazu geben. Den Fasan oben auflegen, mit Thymian würzen, mit den Speckscheiben bedecken und alles in den vorgeheizten Backofen schieben. Bei rund 250

Grad 30 Minuten, dann bei 150 Grad weitere 30 Minuten schmoren. Je nach Größe braucht der Fasan etwas Zeit bis er gut ist. Bitte kontrollieren. Wenn er gar ist abschalten und noch 15 Minuten ruhen lassen.

Die Möhren in kleine 2 cm lange Stückle schneiden und in Salzwasser ca. 10 Minuten köcheln. Dann kurz in flüssiger Butter schwenken.

Die Minikartoffeln ungeschält in kochendes Wasser geben und 12-15 Minuten kochen.

Den Fasan herausnehmen und halbieren. Sofort mit den Möhren und den Kartoffeln servieren.

WebbTipp

Den Fasan zusätzlich mit 2 frischen Rosmarinzweigen bedecken.

Rouladen mit Blumenkohl/Kartoffelbrei

<u>Zutaten:</u>

2 Rouladen

1 mittlerer Blumenkohl

4 mittelgroße Kartoffeln

2 Esslöffel glutenfreien mittelscharfen Senf

Öl

Petersilie

1 Zwiebel

Magerer Speck

Gewürzgurken

1 Möhre

Tomatenmark

Salz, Pfeffer

Brühe

Milch

<u>Zubereitung.</u>

Öl in der Pfanne erhitzen. Die in streifen geschnittenen Zwiebeln mit der Petersilie andünsten und dann zur Seite stellen.

Die Rouladen würzen und mit Senf bestreichen. Die Zwiebel-Petersilien-Mischung auf die Scheiben verteilen und mit Speck und Gurken belegen. Rouladen aufrollen und mit Spießen feststecken.

Die Fleischrollen scharf anbraten. Klein gehackte Zwiebeln, Möhren und das Tomatenmark in einem Topf erhitzen und braun werden lassen. Mit Brühe ablöschen und so viel Brühe verwenden, dass die Rouladen bedeckt werden. Alles 90 Minuten schmoren lassen. Nach der Hälfte der Zeit die Rouladen wenden.

Den Blumenkohl waschen und die Röschen vom Stiel trennen. Die Kartoffeln schälen und vierteln. Die Blumenkohlröschen mit den Kartoffeln in Salzwasser 15 Minuten kochen, dann das Wasser abgießen. Etwas Milch erwärmen.

Speck und 1 kleingehackte Zwiebel in Butter goldgelb anbraten. Dann alles in die Blumenkohl-Kartoffel-Mischung geben und mit einem Handstampfer zu Brei stampfen. Etwas Milch dazu geben um den Brei cremig zu machen. Mit Pfeffer verfeinern.

Brei und Rouladen servieren.

WebbTipp

Blumenkohl-Kartoffeln mit etwas Paprikapulver verfeinern.

Abendgerichte

Kasseler mit Sauerkraut

<u>Zutaten:</u>

4 Scheiben magerer Kasseler

500gr. Sauerkraut

Glutenfreien Senf

<u>Zubereitung:</u>

Das Kasseler am Tage in der Pfanne ohne Gewürze schmoren. Dann kalt werden lassen und für den Abend wegstellen.

Das Sauerkraut kalt auf den Teller mit dem erkalteten Scheiben Kasseler servieren.

Den Senf nach Bedarf zum Kassler nehmen.

WebbTipp

Liebhaber von Kümmel können das Sauerkraut mit Kümmel würzen.

Knäckebrot Vesper

Zutaten:

2-3 Scheiben glutenfreies Knäckebrot

1-2 Scheiben geräucherter Lachs

1 -2 Scheiben Roastbeef

1 Tomate

Gewürzgurken

Butter

Zubereitung:

Knäckebrot mit Butter besteichen und mit den gewünschten
Zutaten belegen. Tee passt sehr gut dazu.

WebbTipp

Sprotten geben dem Abendgericht eine andere Richtung.

7 weitere Rezepte gratis

Mandelbrot

<u>Zutaten:</u>

80gr. Buchweizenmehl

1g entöltes Mandelöl

1 Esslöffel Traubenkernmehl

1 Esslöffel Chiasamen

1 Esslöffel Flohsamen

1 Esslöffel Hanfsamen mit Schale

1 halben Teelöffel Natursalz

4 Esslöffel Kokosöl

1 Teelöffel Natron

1 Esslöffel Weinsteinbackpulver

1 Esslöffel Zitronensaft

300 ml Wasser

Sesamsamen

Zubereitung:

Chiasamen mit der 3-fachen Menge Wasser mischen und 1
Stunde quellen lassen. Alle Zutaten bis auf den Zitronensaft
vermischen und kneten.

Backofen auf 220 Grad vorheizen. Backkasten mit Backpapier
auslegen und die Knetmasse einfüllen. Alles 20-25 Minuten
backen. Zum Schluss den Zitronensaft vorsichtig dazugeben.

WebbTipp

Aus dem Teig können auch Brötchen geformt werden. Die
Backzeit dann ca. 15 Minuten.

Weisswurst gegrillt

Zutaten:

Glutenfreie Weisswurst

Glutenfreier süßer Senf

<u>Zubereitung:</u>

Die Weisswürste von der Haut befreien und längs halbieren.
Diese dann von beiden Seiten auf dem Grill zart angrillen. Fertig.

WebbTipp

Weisswürste mit etwas Öl auf der Innenseite bestreichen.

Gefülltes Hähnchen

<u>Zutaten:</u>

1 Hähnchen ca. 1.200 bis 1.400 gr.

250 gr. Rinderhack

1 Zwiebel

100gr. Schafskäse

Salz, Curry

<u>Zubereitung:</u>

Zwiebel schälen und klein hacken. Diese dann mit dem Rinderhack und dem Schafskäse zu einer Masse verkneten.

Das Hähnchen innen und außen salzen und mit der Masse füllen. Dann mit dem Curry würzen so dass eine feine Schicht auf dem Hähnchen entsteht.

Alles dann in den Ofen bei 180 Grad (Umlutf) 40 Minuten garen. Dann wenden und weitere 20 Minuten schwitzen lassen. Wenn die richtige Bräune erreicht ist herausnehmen.

Hähnchen in der Mitte vorsichtig teilen und die Füllung herausnehmen.

<u>WebbTipp</u>

Die Hackfüllung zusätzlich mit Thymian oder Majoran würzen.

Gern können daraus 2 Essen gemacht werden.

Pulpo

<u>Zutaten:</u>

1 küchenfertigen Pulpo (800 – 1000gr.)

1 Möhre

100gr. Lauch

100gr. Staudensellerie

0,7 l Rotwein

1 Zweig Rosmarin

1 Lorbeerblatt

50gr. Butter

<u>Zubereitung:</u>

Den Pulpo waschen und abtropfen lassen. Die Möhre schälen und in Stücke schneiden. Lauch und Sellerie waschen, putzen und ebenfalls in Stücke schneiden. Das Gemüse mit dem Rotwein und dem Lorbeerblatt in einem Topf aufkochen. Den Pulpo einlegen und in etwa 45 Minuten weich köcheln. Dann herausnehmen und etwas abkühlen lassen.

Den Pulpo in 2 cm lange Stücke schneiden. Rosmarin abbrausen und trocken tupfen. In einer Pfanne die Butter zerlassen und den Rosmarin zufügen. Den Pulpo eine Minute anbraten. Mit Kopfsalat servieren.

WebbTipp

Den Sud aus Rotwein und Gemüse pürieren und über den Pulpo geben.

Lammrücken

Zutaten:

400gr. Lammrücken (ohne Knochen)

Salz

Rosmarin

Thymian

Olivenöl

20gr. Butter

1 Knoblauchzehe

Salz

Zubereitung:

Den Backofen auf 80 Grad (Umluft) vorheizen. Das Fleisch
trocken tupfen und salzen. Die Kräuter abbrausen. In einer
ofenfesten Pfanne das Öl erhitzen und das Fleisch darin ringsum
kräftig anbraten. Das Öl abgießen, Butter, Kräuter und
Knoblauch (geschält) zufügen und das Fleisch noch 1 Minute
braten. Dann alles in den Ofen und etwa 60-70 Minuten garen.

Das Fleisch danach noch ca. 3 Minuten ruhen lassen und dann in
Stücke schneiden.

WebbTipp

Dazu passt Kartoffelpüree.

Chili con Carne

<u>Zutaten:</u>

500gr. Rinderhack

2 Tomaten

2-3 Chilischoten

Paprika

1 Zwiebel

100gr. Mais

Tomatenmark

Salz, Pfeffer

Öl

<u>Zubereitung:</u>

Tomaten in kleine Stücke schneiden. Zwiebel schälen und klein hacken. Alles in einer tiefen Pfanne mit wenig Öl andünsten. Dann das Hackfleisch dazugeben, unterrühren und braun anbraten.

Die Chilischoten klein hacken und dazu geben. Mit Tomatenmark und Wasser auffüllen. Nach ca. 10 Minuten den Mais dazugeben und alles fertig würzen.

WebbTipp

Scharf würzen durch Zugabe weiterer Chilischoten und etwas Frühlingszwiebeln und dann mit Re s aus der Konjakwurzel servieren.

Burgerteller ohne Brot

Zutaten:

500 gr. Schabefleisch

3 Zwiebeln

Sesamkörner

1 Eigelb

Eisbergsalat

Tomaten

Gewürzgurke

Glutenfreier Senf

2 Scheiben Edamer

Salz, Pfeffer

Zubereitung:

Zwiebeln schälen und dann 2 Zwiebeln in kleine Stücke hacken und eine Zwiebel in Scheiben schneiden.

Das Hackfleisch mit den gehackten Zwiebeln, dem Eigelb und den Sesamkörnern vermengen und mit Salz und Pfeffer würzen. Die Masse zu Burger formen und auf den Grill legen. Wenn die Seite gut durchgebräunt ist wenden.

Für die Garnierung die Tomaten und Gewürzgurken in Scheiben schneiden.

Den fertig gegrillten Burger vom Grill nehmen, mit Senf bestreichen und mit dem Edamer belegen. Dann die Scheiben aus Tomate, Gurke und Zwiebeln darauf betten und auf den Blättern des Eisbergsalates servieren.

WebbTipp

Anstelle der Sesamkörner kann Amaranth oder auch geriebene Haselnuss genommen werden.

Checkliste Lebensmittel (ohne WebbTipp und Zusatzrezepte)

Kaffee

Tee, nicht aromatisiert oder vitaminisiert

Wasser

Trockener Rotwein

Trockener Weißwein

Milch

Apfel

Mango

Papaya

Wassermelone

Erdbeeren

Beerenmischung

Hirseflocken

Amaranth

Sonnenblumenkerne

Buchweizen

Sesamkörner

Glutenfreies Knäckebrot

Glutenfreies Brot

Noodle aus der Konjakwurzel

Spaghetti aus der Konjakwurzel

Reis aus der Konjakwurzel

Eier

Haselnüsse

Wallnüsse

Lachs

Schollenfilet

Geräucherter Lachs

Nordseekrabben

Meeresfrüchte

Geräucherter Fisch

Schweinefilet

Markknochen

Serrano Schinken

Kochschinken

Wildschweinsteak

Rehmedaillons

Putenbrust

Hähnchenschenkel

Hühnerbrust

Fasan

Kalbsschnitzel

Gulasch

Rinderbratenscheiben

Magerer Speck

Schabefleisch

Rinderhack

Rouladen

Kasseler

Roastbeef

Zwiebeln

Paprika

Tomaten

Grüne Gurke

Gewürzgurken

Zitronen / Limetten

Möhren

Kartoffeln

Bohnen

Suppengemüse

Fenchelknolle

Sellerie

Blumenkohl

Brokkoli

Zuccini

Spargel

Erbsen

Topinambur

Sauerkraut

Süßkartoffel

Sprossen

Rettich

Salat

Rucola

Radieschen

Avocado

Basilikum

Petersilie

Schnittlauch

Zitronengras

Frühlingszwiebeln

Ingwer

Kresse

Pfefferminze

Chilischoten / Peperoni

Jalapenjo

Champignons

Pfifferlinge

Mischpilze

Olivenöl

Kokosöl

Wallnussöl

Omega-3-Öl

Butter

Tomatenmark

Sojasouce

Kokosfett

Glutenfreier Senf

Griechischer Joghurt

Emmentaler

Edamer

Salz

Pfeffer, weiß, schwarz, rot

Paprika scharf

Rosenpaprika

Muscat

Koriander

Majoran

Curry

Thymian

Bohnenkraut

Literaturempfehlung

Glutenfreie und Schlank – Fit, Schlank und gesund durch Glutenreduzierung

Autor: Carinia Webb

ISBN 9781973418726

Erschienen 2017 bei Amazon

Hawaii beginnt im Kopf

Autor: Steffen Engelmann

ISBN 978-1-627843-34-9

Erschienen 2015 im Windsor Verlag

Haftung und Impressum

Das Werk ist urheberrechtlich geschützt. Jede Verwendung ist ohne Zustimmung des Autors unzulässig. Dies gilt insbesondere für die elektronische oder sonstige Verfielfältigung, Übersetzung, Verbreitung und öffentliche Zugänglichmachung.

Der Autor hat die aufgeführten Rezepte getestet und mit großer Sorgfalt ausgesucht. Alles wurde ausgearbeitet ohne Berücksichtigung von Allergien, Unverträglichkeiten oder ähnlichem. Das Buch erhebt nicht den Anspruch eines medizinischen Ratgebers und darf damit nicht verwechselt werden. Es spiegelt vielmehr die Erfahrungen des Autors wieder. Für die Richtigkeit, Vollständigkeit und Aktualität des Inhalts kann jedoch keine Garantie oder Gewähr übernommen werden. Auch für die Erreichung der gewünschten Gewichtsreduktion kann keine Garantie übernommen werden.

Es wird keine juristische Verantwortung oder Haftung für Schäden übernommen, die durch kontraproduktive Ausübung oder durch Fehler des Lesers entstehen. Der Autor übernimmt keine Verantwortung für das Nichterreichen der im Buch beschriebenen Ziele.

Carinia Webb

für

Steffen Engelmann

Pillgramer Str. 19

15236 Frankfurt

steffen-engelmann@outlook.com

www.ingramcontent.com/pod-product-compliance
Lightning Source LLC
Chambersburg PA
CBHW031324250726
48656CB00005B/1952